HISTOIRE

DE

L'ART DENTAIRE

CHEZ LES GRECS

PAR LE

Docteur ALPHONSE SOULÉ

❧

PARIS

JOUVE & Cⁱᵉ, ÉDITEURS

15, RUE RACINE, 15

1912

AF332760

HISTOIRE

DE

L'ART DENTAIRE

CHEZ LES GRECS

2/13

HISTOIRE

DE

L'ART DENTAIRE

CHEZ LES GRECS

PAR LE

Docteur ALPHONSE SOULÉ

PARIS

JOUVE & Cie, ÉDITEURS

15, RUE RACINE, 15

—

1912

HISTOIRE DE L'ART DENTAIRE

CHEZ LES GRECS

L'art dentaire commence, chez les Grecs, aux extrèmes limites de l'histoire. D'après Cicéron, c'est Esculape ou Asclépias, troisième du nom, qui, le premier, conseilla l'extraction des dents. *Tertius Œsculapius, Arsippi et Arsinoæ filius, qui primus purgationem alvi dentisque evulsionem, ut ferunt, invenit.* (Cicéron, *De natura Deorum*, liv. III). Ce personnage mythique qui semble avoir vécu au xiiie siècle avant notre ère fut considéré comme le plus grand médecin de son temps. On ne le croirait guère à lire le portrait qu'en a tracé le poète Desmoutiers :

> Il ne marchait point escorté
> D'un leste et brillant équipage ;
> Il ignorait le doux langage
> Des Nestors de la Faculté.
> Il parlait sans point, sans virgule ;
> On comprenait ce qu'il disait,
> Et, pour comble de ridicule,
> Presque toujours il guérissait.

Mais les poètes ont toujours agrémenté l'histoire d'une aimable fantaisie.

Quoi qu'il en soit, Esculape avait joui, de son vivant, d'une extrême popularité. Quand il mourut, les prêtres comprirent tout le profit qu'ils pouvaient en tirer et, sans délai, le consacrèrent dieu. Esculape devint le dieu guérisseur par excellence. En son honneur, ils prirent le nom d'Asclépiades et édifièrent des temples superbes où les malades superstitieux, toujours nombreux, venaient chercher la guérison. C'est à Cnide, à Cos, à Rhodes et à Cyrène que se trouvaient les principaux sanctuaires.

Mais les vrais descendants d'Esculape, les *médecins laïques,* gardèrent pieusement le secret des connaissances médicales dont ils avaient hérité et formèrent une caste particulière : c'est la famille des Asclépiades, dont plus tard sortira Hippocrate, et qui n'a rien de commun avec les Asclépiades religieux. Contrairement aux prêtres-médecins qui n'opéraient que dans les temples, ces médecins se déplaçaient volontiers et allaient dans les différentes villes exercer l'art de guérir.

C'est ainsi qu'Homère nous apprend que deux de ces médecins, Podalire et Machaon, fils d'Esculape, suivirent l'armée grecque dans ses expéditions lointaines. Les Troyens avaient aussi leurs médecins. Homère connaissait l'anatomie et la précision avec laquelle il décrit les blessures lui a valu les éloges de Malgaigne. Il signale les arcades dentaires qu'il appelle ἕρκος ὀδόντων, mais sa thérapeutique est encore bien rudimentaire et d'ailleurs limitée au traitement des blessures. Lorsque, d'un coup de poing, Ulysse fracasse la mâchoire d'Irus qui vomit du sang, tombe dans la poussière et se brise les dents, ἤλασ᾽ὀδόντας, toute la thérapeutique consistera pour le médecin à appliquer sur la plaie une racine amère, préalablement broyée, pour apaiser les *noires douleurs*, dessécher la plaie et arrêter l'hémorragie.

La période qui s'étend d'Homère à Hippocrate est pleine d'obscurités; l'histoire et la légende bien souvent se confondent. Les œuvres, qui auraient pu nous éclairer, nous sont parvenues mutilées par le temps. Quelques noms et quelques fragments nous permettent cependant de constater que l'art dentaire n'a pas été, à cette époque, tout à fait négligé.

Solon (640-558 av. J.-C.), celui dont les Grecs ont fait un des sept sages, s'intéresse particulièrement à l'évoution de la vie humaine qu'il divise en dix périodes. Il a observé le remplacement des dents de lait par les dents permanentes. « C'est à sept ans, dit-il, quand l'enfant est impubère et dans le premier âge, qu'on voit pousser et apparaître la rangée des dents. » Ses théories physiologiques seront reprises plus tard par Hippocrate.

Épicharme de Sicile (540-450 av. J.-C.), que Platon signale comme le meilleur représentant de la poésie plaisante, n'en fut pas moins un observateur très perspicace de toutes les manifestations de la pensée. Il était d'ailleurs poète et médecin et le passage suivant de Jamblique ne laisse aucun doute à cet égard. « Métrodore, fils d'Épicharmos et petit-fils de Thyrsus, fit connaître une grande partie de la doctrine médicale de son père, traduisit et expliqua ses livres. » C'est dans les œuvres d'Épicharme qu'on relève pour la première fois le mot γομφίος pour désigner une molaire et le mot κυνόους pour désigner une canine. Déjà, à cette époque, on paraissait un peu fixé sur le rôle physiologique des dents.

A mesure qu'on approche du vᵉ siècle, nous voyons les philosophes apporter dans l'étude des problèmes médicaux un tour d'esprit beaucoup plus scientifique. Il convient de citer plus particulièrement Diogène d'Apollonie et surtout Démocrite d'Abdère, avec lequel Cicéron ne trouve personne à comparer, non seulement pour l'élévation de l'esprit, mais encore pour la puissance de la pensée. Celui-ci a observé la chute des dents ; il en décrit les symptômes, mais il s'attache surtout à en rechercher les causes dont la principale est, pour lui, dans l'éruption précoce.

Nous voici enfin à Hippocrate (460-380 av. J.-C.). Né dans l'île de Cos au temps de la splendeur d'Athènes, il fit de nombreux voyages avant de se fixer en Grèce. Il mourut près de Larisse, dans un âge avancé. Avec lui, la médecine grecque va prendre un essor tout nouveau et devenir la première du monde. Hippocrate a compris que la médecine ne fera de progrès que par la pratique d'une observation réfléchie et méthodique ; il porte de tous côtés une curiosité pénétrante ; mais, s'il décrit les symptômes des maladies avec force détails, il trouve surtout utile de remonter aux causes.

Hippocrate a étudié les dents au triple point de vue de l'anatomie, de la pathologie et de la thérapeutique. Il déclare que les dents apparaissent chez le fœtus au septième mois. « Les septièmes mois, chez les femmes enceintes, mettent les fœtus au premier point de leur développement. Les enfants âgés de sept mois présentent d'autres particularités, *et les dents commencent à se montrer.* » Il s'agit des dents de lait. Voici maintenant comment il en explique la chute et leur remplacement par les dents permanentes : « Les dents naissent lés dernières pour ceci : la croissance s'en fait par les os de la tête et des mâchoires. Ce que ces os contiennent de glutineux et de gras, séché par le chaud, se consume, et les dents deviennent plus dures que les autres os parce qu'elles ne contiennent pas de froid. Les premières dents se forment par l'alimentation du fœtus dans la matrice et par l'allaitement de l'enfant après sa naissance. Le changement de la nourriture et des boissons les fait tomber ; la chute s'en opère lorsque sept années de la première alimentation se sont écoulées ; quelquefois même auparavant, quand elles proviennent d'une mauvaise nourriture ; pour la plupart, c'est à l'âge de sept ans. L'enfant croît quand il est devenu formé et il devient surtout formé de sept à quatorze ans. C'est dans cet intervalle que naissent les plus grosses dents et toutes celles qui remplacent les dents de la nourriture dans la matrice. Il croît aussi jusqu'à la troisième semaine, où il devient un jeune homme, et jusqu'à la quatrième et la cinquième. Dans la quatrième semaine, *naissent chez la plupart des hommes deux dents dites de sagesse,* οὗτοι καλέονται σωφρονιστῆρες [1]. »

Remarquons, en passant, l'importance que donne

---

1. *Hip.*, éd. Littré, t. VIII, p. 599 et 601.

Hippocrate à la division septénaire de la vie humaine.
« L'âge de l'homme, dit-il, est de sept jours. » Il veut
dire, par là, que le nombre de sept jours se retrouve dans
les plus [essentiels phénomènes de la vie. Nous avons
vu que cette théorie avait été déjà soutenue par Solon.

Hippocrate a connu l'existence des vaisseaux dentaires. Ayant examiné l'os maxillaire inférieur, il a
reconnu le pertuis qui donne entrée aux vaisseaux nour-
riciers. Mais il a cru que c'était le seul os qui reçût une
veine et il fonde là-dessus une théorie singulière pour
expliquer comment cet os, seul entre les autres, pro-
duisait les dents. A côté de données précises et vraiment
judicieuses, nous rencontrons parfois chez Hippocrate
des erreurs grossières : elles ne doivent pas nous étonner.
Nous verrons en effet, plus loin, que deux autres
grands esprits de l'antiquité grecque, Aristote et Galien,
ont fait une assez large part à l'ignorance ou à la supers-
tition de leur temps.

La pathologie dentaire tient une grande place dans
les œuvres d'Hippocrate. Les accidents de la dentition
semblent l'intéresser d'une façon particulière. « A l'approche de la dentition, dit-il, il se produit des inquié-
tudes des gencives, des fièvres, des convulsions, des
diarrhées, surtout pendant la sortie des dents canines.
Les enfants qui, dans la dentition, vont souvent du
ventre, sont moins sujets aux convulsions que ceux
qui vont peu. De même, une fièvre aiguë, survenant chez
un enfant pendant la dentition, prévient presque toujours les convulsions [1] ». L'épidémie de Périnthe lui

1. *Hip.*, éd. Littré, t. VIII, p. 545.

fournit l'occasion d'étudier les désordres occasionnés par
les dents de sagesse, ainsi que les lésions de voisinage
qui peuvent en être la conséquence. « Il y en eut qui
avaient une dent cariée, particulièrement la troisième
d'en haut , *cette dent se trouve cariée de préférence à
toutes les autres.* Là se fixait une douleur et parfois il
se formait tout autour de la suppuration. Hégésiastra-
tios avait une suppuration près de l'œil ; il se forma une
suppuration vers la dernière dent ; un pus épais venait
par les narines ; à la gencive, des lambeaux de chair
petits, ronds, se détachèrent. *A la troisième dent, les suppurations sont plus fréquentes qu'à toutes les autres,* et
le flux épais des narines, ainsi que les douleurs des
tempes proviennent de cette dent [1]. »

Hippocrate signale encore les abcès alvéolaires, la
nécrose des maxillaires et les périostites aiguës accom-
pagnées d'une fièvre assez intense pour mettre la vie en
danger. Il cite le cas d'un enfant, atteint d'une affection
phagédénique, qui perdit les dents d'en bas et d'en
haut et chez lequel la sortie d'un os de la voûte pala-
tine causa l'affaissement du nez en son milieu. Au
livre II du *Prorrhétique,* il recommande de bien exa-
miner chez ceux qui ont une ulcération de longue durée
sur le côté de la langue, s'il n'y a pas, de ce même
côté, quelque dent qui ait une pointe. N'est-ce pas là
un conseil excellent ?

Voici maintenant l'étiologie qu'il donne de la carie
dentaire : « Le froid est l'ennemi des dents ; celles-ci

1. *Hip.*, éd. Littré, t. V, p. 157 et 159.

deviennent douloureuses par suite de l'amas du phlegme sous les racines. La carie survient parce qu'elles sont rongées par ce phlegme ou par les débris alimentaires ; elle frappe de préférence les plus faibles, les moins adhérentes [1]. » Cette pathogénie sera adoptée par tous les médecins grecs qui suivront.

Quant à sa thérapeutique, elle est variée, mais singulière. Contre l'odontalgie et les fluxions, Hippocrate recommande les gargarismes de castoreum et de poivre. La femme d'Aspasios éprouva une douleur de dents très violente ; ses mâchoires se gonflèrent ; ayant usé d'un collutoire composé de castoreum et de poivre, elle fut tout à fait soulagée. Contre les abcès de la bouche, il préconise la bouillie de lentilles. Une saignée générale et des applications d'aloès d'Égypte guériront les inflammations phlegmoneuses des gencives. Quant à l'extraction, le remède héroïque, Hippocrate se montre d'une prudence extrême. « Pour les douleurs causées par les dents, dit-il, si la dent est cariée et branlante, il faut l'ôter ; si, sans être ni cariée, ni branlante, elle excite cependant de la douleur, il faut la dessécher en la brûlant, les masticatoires servent aussi [2]. » Les médecins de l'antiquité ont toujours considéré l'extraction comme une opération extrêmement dangereuse ; aussi ne la pratiquaient-ils que lorsqu'elle était devenue tout à fait nécessaire et très facile.

Hippocrate connaissait très bien les fractures de la mâchoire inférieure. Voici le traitement qu'il employait

1. *Hip.*, éd. Littré, t. VI, p. 211.
2. *Idem.*

pour une fracture avec déplacement : « Si les dents du lieu de la lésion sont déviées et déplacées, il faut, après la coaptation, les joindre l'une à l'autre jusqu'à la consolidation avec un fil d'or, de préférence, sinon avec un fil de lin. La coaptation opérée, on attache les dents ensemble. Ensuite, on prend du cuir de Carthage, on en coupe une lanière ayant une largeur de trois doigts ou la largeur qui conviendra ; on enduit la mâchoire de gomme, et, avec de la colle, on fixe l'extrémité de la lanière vers l'endroit de la fracture en rave, en laissant entre la lanière et la lésion un intervalle d'un doigt ou un peu plus. Cette lanière passe par-dessous la mâchoire ; elle doit avoir une incision dans la direction du menton afin d'en embrasser la pointe. Une autre lanière semblable ou un peu plus large sera collée vers le haut de la mâchoire. Elle sera fendue aussi afin d'embrasser l'oreille. Puis, on tendra les lanières, un peu plus celle qui embrasse le menton afin de prévenir autant que possible le chevauchement des fragments, et on liera les lanières sur le sommet de la tête. Enfin, on roulera une bande autour du front et on assujettira l'appareil avec un surtout, comme c'est la règle, afin de maintenir le bandage. Le blessé restera couché sur le côté sain de la mâchoire, s'appuyant, non sur la mâchoire, mais sur la tête. On le tiendra à la diète pendant dix jours, puis on le restaurera sans lenteur, car, s'il ne survient pas d'inflammation dans les premiers jours, la mâchoire se consolide en vingt [1]. »

---

1. *Hip.*, éd. Littré, t. IV, p. 147 et 149.

L'œuvre d'Hippocrate est considérable. Son nom domine les autres de si haut qu'il a pu, sans conteste, être appelé le Père de la médecine. Il serait injuste, cependant, d'oublier tout ce qu'ont fait ses devanciers. Le grand mérite d'Hippocrate a été d'avoir fait la synthèse du passé et d'avoir préparé l'avenir. Il eut pour fils Thessalus et Dracon et, pour gendre, Polybe, qui lui succéda dans l'enseignement de la médecine à Cos.

« La physiologie, a dit Littré, naquit de la médecine, à peu près vers l'époque où florissait Hippocrate. Tou-

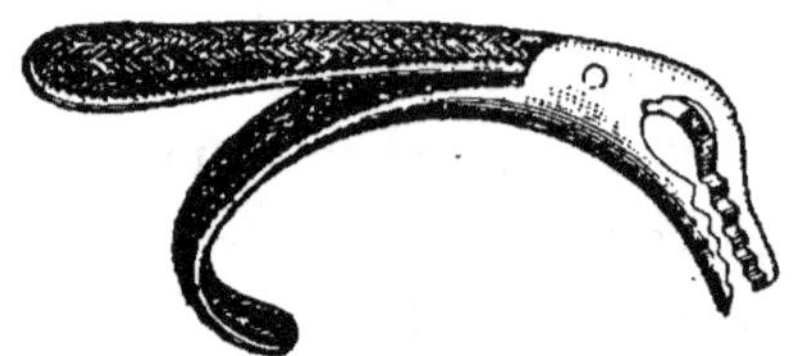

Odontagogue, davier commun des anciens,
d'après Scultet

tefois, le premier travail physiologique qui nous soit parvenu appartient à Aristote et ce premier travail est un chef-d'œuvre. » Aristote, né à Stagyre en 384 et mort à Chalcis en 322 av. J.-C., devait donner à l'anatomie comparée et à la physiologie une forme précise. Il disséqua un grand nombre d'animaux et établit entre leur structure et celle du corps de l'homme une étude comparative qui fait aujourd'hui encore notre admiration. L'étude des dents, si importante d'ailleurs en zoologie, fut pour lui l'objet d'une attention particulière. Il en décrit d'abord l'évolution : « Les enfants ne commencent qu'au septième mois à pousser des dents. Naturellement ce sont celles de devant qui percent les premières. Tantôt ce sont celles d'en haut qui viennent avant les autres, tantôt ce sont celles d'en bas. Mais toujours elles poussent plus vite chez les enfants dont les nourrices ont un lait plus chaud. » Ces dents de lait vont tomber et seront remplacées par les dents permanentes ; quant aux dents de sagesse, leur évolution est assez irrégulière. « Les molaires, dit-il, qu'on appelle crantères (*dents de sagesse*), ne poussent chez l'homme

Rhizagre antique ou pince à racines,
d'après Scultet

que les dernières, d'ordinaire vers vingt ans pour les hommes et pour les femmes également. On a déjà vu quelques femmes à qui des molaires ont poussé à l'âge de quatre-vingts ans ; mais cette pousse était très douloureuse. On l'a vu aussi chez des hommes ; mais ce phénomène ne se produit que quand, dans sa jeunesse, on n'a point eu de crantères (*dents de sagesse*). » Il en précise ensuite le rôle physiologique : « Dans les mâchoires sont placées les dents, espèce d'os qui, en un sens, n'est pas percé et qui est percé en un autre sens. Les dents présentent des variantes suivant les espèces animales, les unes ont une structure et une disposition telles qu'elles ne peuvent servir qu'à la mastication. Les autres sont des instruments de défense. Chez l'homme elles servent à l'alimentation : les incisives coupent, les molaires broient, les canines qui sont en partie élargies et en partie aiguës, participent des unes et des autres : elles servent également à la parole[1] ». — « Les dents, dit-il encore, sont naturellement de la couleur des os. Aussi les hommes de couleur noire, comme les Éthiopiens et les peuples de même race, ont les dents blanches comme leurs os, tandis que les ongles sont noirs comme tout le reste de leur peau. » Cette observation qui a été faite pour la première fois par Aristote est exacte et curieuse.

L'état du système dentaire fournit à Aristote un pronostic pour la longévité : « Ceux qui ont un plus grand nombre de dents, dit-il, sont en général aussi d'une existence plus longue, de même que ceux qui ont moins de dents et des dents plus écartées vivent moins longtemps. Les mâles ont plus de dents que les femelles, aussi bien chez l'homme que chez les moutons, les chèvres et les porcs. »

Quant à l'extraction, il observe la même réserve qu'Hippocrate. Voici comment, dans *le Traité de la Mécanique*, il juge cette opération : « Il n'y a aucune raison pour que les médecins extraient plus facilement les dents en ajoutant le poids du forceps (*davier*) qu'en faisant usage de la main seule. Peut-on dire que cela se pro-

---

1. Aristote, *Histoire des animaux*, éd. Barthélemy Saint-Hilaire, liv. II, chap. III.

duit parce que la dent échappe plus facilement de la main que de l'instrument ? Mais, c'est le contraire qui doit arriver. Le forceps (*davier*) est composé d'un double levier qui permet de mobiliser la dent ; après quoi, il est plus aisé de l'extraire avec la main qu'avec l'instrument. »

Dioclès de Coryste, qui vivait au IIIe siècle avant notre ère, fut le plus célèbre de tous les élèves d'Hippocrate et l'un des premiers praticiens de son temps. Pline ne craint pas de le comparer à Hippocrate. Comme son maître, il se montra un adversaire de l'extraction. Le règne végétal formait la base de sa thérapeutique ; contre le mal de dents, il préconisait surtout un collutoire composé de gomme de cèdre et de safran.

A cette époque, il faut encore citer deux médecins remarquables : Érasistrate d'Elis et Hiérophile de Chalcédoine, qui devinrent chefs d'école. Les hiérophiléens étaient plus fidèles aux doctrines d'Hippocrate, les partisans d'Érasistrate se montrèrent beaucoup plus novateurs.

Érasistrate, petit-fils d'Aristote, médecin de Séleucus Nicator, roi de Syrie, 350 ans avant l'ère chrétienne, vécut longtemps à Alexandrie qui était devenue le centre du monde savant. En chirurgie, il se montra très hardi opérateur et n'eut de craintes que pour l'extraction. Dans son ouvrage *Trois livres de l'embellissement du corps humain en 1582*, Jean Liébaut rapporte que les anciens « faisaient si grand cas de leurs dents, qu'ils ne les tiraient ni arrachaient jamais qu'elles ne branlassent quasi d'elles-mêmes. En témoignage et advertissement de quoy, au temple d'Appolo y avait une tenaille à tirer les dents, faicte de plomb, c'est-à-dire sans force ni violence aucune ; autrement non ». Or, Cœlius Aurelianus prétend que c'est Érasistrate qui fit déposer dans le temple de Delphes cet emblème de prudence.

Hiérophile, né à Chalcédoine 334 av. J.-C., vint s'établir à Alexandrie sous le règne de Ptolémée Soter. Le premier de tous les médecins, il fit des expériences sur des criminels vivants que lui fournissait Ptolémée. Mais, comme tous ses contemporains, il redoutait l'extraction. Il raconte d'ailleurs qu'il a vu des individus mourir de cette opération.

La médecine grecque va maintenant subir une période d'affaiblissement qui durera deux siècles. Tandis que la Grèce est violemment troublée par les guerres civiles, Rome grandit et se prépare à conquérir le monde. Déjà maîtresse de l'Italie, elle tourne ses regards vers l'Orient. En 146 av. J.-C., elle bat les Achéens à Scarphée et s'empare de Corinthe. La Grèce, définitivement vaincue, est réduite en province romaine sous le nom d'Achaïe.

C'est au Ier siècle de notre ère, que la médecine grecque, transplantée à Rome comme d'ailleurs toute la vie hellénique, va se relever et briller d'un vif éclat avec Claude Galien (131-201 ap. J.-C.). Né à Pergame, dans l'Asie Mineure, il mourut, d'après Suidas, dans sa patrie, à l'âge de soixante-dix ans. Son père, Nicon, sénateur de Pergame, lui avait donné le nom de Galien, c'est-à-dire doux, à cause de son aimable caractère. Vers l'âge de dix-sept ans, il se livra à l'étude de la médecine et, pour s'instruire, fit de nombreux voyages, presque toujours à pied. Il resta plusieurs années à l'école d'Alexandrie où régnait encore l'enseignement créé par Érasistrate et Hiérophile. Il vint s'établir à Rome à l'âge de trente-sept ans et abandonna la chirurgie pour se consacrer exclusivement à la médecine.

Au point de vue dentaire, Galien ne se contenta pas de rééditer Hippocrate et Aristote ; s'il fit siennes les théories de ses illustres prédécesseurs, il sut les exposer avec une précision remarquable et les augmenta de sa propre expérience.

En anatomie, il divise, comme Aristote, les dents en incisives, canines et maxillaires : « Pourquoi avons-nous précisément trente-deux dents, fixées seize sur un rang à chaque mâchoire, celles de devant nommées incisives, tranchantes et larges, capables de couper en mordant ; à leur suite, les canines, larges à la base, acérées au sommet, capables de briser les corps trop durs que n'auraient pu couper les incisives, puis les mâchelières qu'on nomme aussi molaires, raboteuses et larges, dures et longues, faites pour triturer exactement les aliments coupés par les incisives ou brisés par les canines [1]. » Il démontre que les dents sont des os, que leur dureté et leur structure ne permettent point de les ranger à côté d'autres organes, qu'elles reçoivent des veines et surtout des nerfs qui viennent du cerveau, ce qui explique leur grande sensibilité. Le premier, il

---

1. Galien, *Utilité des parties du corps*, chap. XI.

établit que la pulpe est l'élément nourricier de la dent.

Galien s'étend assez longuement sur la pathologie du système dentaire. Il est d'abord frappé par les dispositions vicieuses que peuvent présenter les dents. « Les dents, dit-il, sont parfois placées de telle sorte qu'elles se correspondent irrégulièrement, les incisives du haut ne répondant plus à celles du bas. Cette disposition s'observe surtout chez les individus qui présentent une forme particulière de la face et une tendance marquée aux suppurations des narines. » Comme Hippocrate, il admet que le froid est l'ennemi des dents. Celles-ci sont le siège de douleurs superficielles et profondes, et même de douleurs spontanées. Cette sensibilité réside dans le petit nerf que contient la racine. Pour lui, la carie provient de quelque humeur viciée qu'on doit dessécher, si elle n'est pas trop abondante, et non de l'usage immodéré du lait, comme on le croyait communément de son temps. Les dents qui n'ont pas d'antagonistes s'allongent et deviennent mobiles ; ce phénomène s'observe surtout chez les personnes âgées qui ne se nourrissent plus d'une façon suffisante.

La thérapeutique de Galien est très variée, mais souvent incertaine. Contre l'odontalgie, Galien vante surtout les bains de vapeur et les préparations de jusquiame. Si la douleur persiste, *on perfore la dent avec un petit trépan* et, dans l'orifice qu'on vient de faire, on introduit au moyen d'une sonde les remèdes appropriés. Si enfin cette méthode échoue et qu'on juge nécessaire d'enlever la dent, on applique sur celle-ci de la poudre de pyrèthre avec du fort vinaigre, après avoir au préalable garanti les autres dents contre l'action du caustique en les couvrant de cire. Au bout d'une heure, la dent est tellement mobile qu'on peut l'extraire facilement avec des pinces ou même avec les doigts. Malgré la facilité de l'opération, Galien donne cependant le conseil de commencer toujours par écarter la gencive. Quand une dent est détachée à la suite d'un coup, ou autrement, et qu'elle dépasse le niveau des autres, il faut en limer toute la portion saillante : à cet effet, on emploie une petite lime et l'on tient la dent entre deux doigts pour ne pas augmenter sa mobilité ; dès que la douleur apparaît, on suspend l'opération et l'on recommence au bout de quelques jours. Contre la fétidité de l'haleine, il préconise l'ellébore noir ou le gingembre. Pour faciliter la dentition, il recommande un collutoire au lait de chienne et à la cervelle de lièvre, ou bien de suspendre au cou de l'enfant la corne desséchée d'un vieux colimaçon. Galien a laissé un grand nombre de formules de préparations dentifrices.

Oribase (325-400 ap. J.-C.), né à Pergame, fut élève de Zénon de Chypre et acquit une grande réputation dans l'exercice de son art. Devenu l'ami et le confident de Julien l'Apostat qui l'emmena avec lui dans les Gaules en 355, il fit, sur la demande de ce prince, un abrégé excellent des écrits de Galien. Dans ses ouvrages dont la plupart sont parvenus jusqu'à nous, il a traité longuement des accidents de la dentition et des maladies des maxillaires et des gencives. Pour lui, l'odontalgie est occasionnée par la sécheresse ou l'humidité exagérée des nerfs dentaires. Parmi les choses qui appartiennent

en propre à Oribase, il faut citer la découverte et la
description des glandes salivaires : « Sur les deux côtés
de ce ligament (*frein de la langue*), vous trouverez,
dit-il, les orifices des vaisseaux, dits salivaires, dans les-
quels on peut introduire une sonde à deux boutons : ces
vaisseaux prennent leur origine à la base de la langue. »

Aétius (517- 565 ap. J.-C.) naquit à Amida, en Mésopo-
tamie. Il était chrétien. Après avoir étudié la médecine
à l'école d'Alexandrie, il revint à Constantinople où il
fut attaché à la cour des empereurs comme chef des
vivres. On a de lui, sous le titre de *Tetrabiblos*, une
vaste compilation qui est comme le résumé des connaissances médicales de cette époque. Le livre VIII est con-
sacré aux dents. Aétius dit que les dents sont ouvertes
à leurs racines ; par cette ouverture, passent de petits
nerfs qui viennent du trijumeau ; c'est pour cette raison
que les dents sont les seuls os qui puissent devenir par
eux-mêmes douloureux. Pour favoriser l'éruption des
molaires, il conseille de suspendre au cou de l'enfant une
dent de vipère mâle. Les dents ne cessent de croître
jusqu'à la vieillesse par le dépôt qui a lieu du suc nerveux
dans leur intérieur ; mais, à ce moment, la nutrition ne
se fait plus en elles : aussi deviennent-elles branlantes
et leur chute est fatale. Aétius estime que l'odontalgie
est produite par la surabondance ou le manque de
principe nutritif ; cette double considération devra servir
de guide dans le choix des remèdes. Il veut qu'on excise
les abcès de la gencive, parce qu'une simple incision est
généralement insuffisante et qu'il en résulte souvent des
fistules. Si une dent cariée ne guérit pas par les remèdes

appropriés, il devient nécessaire de l'extraire. Pour
l'extraction, le limage et le traitement de la carie, Aétius
n'a fait que copier Galien.

Alexandre de Tralles (525-605 ap. J.-C.), né à Tralles,
ville de Lydie, fut considéré comme l'un des meilleurs
médecins de son temps. Son principal ouvrage traite de
toutes les maladies, depuis celles de la tête jusqu'à celles
du pied. C'est dans le livre III qu'il s'occupe des dents.
Mais il ne semble pas avoir fait preuve d'une grande origi-
nalité. C'est à Galien qu'il a fait les plus larges emprunts.

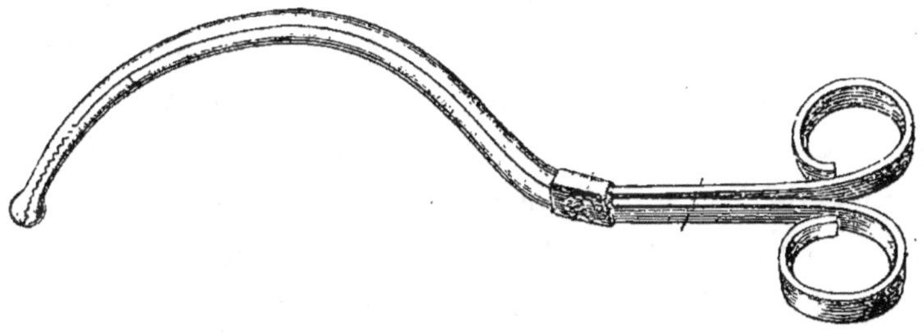

Acanthobolos de Paul d'Égine, d'après Scultet

Paul d'Égine, né au viie siècle à Égine, petite île située
dans le golfe d'Athènes, étudia la médecine à Alexandrie
peu avant la destruction de cette ville par les Arabes
en 640. Il devint célèbre en Asie Mineure comme chirur-
gien et même comme accoucheur. Au point de vue
dentaire, il mit à profit Hippocrate et Galien, mais
s'écarta souvent de ses modèles, pour substituer à leur
doctrine les résultats de ses propres travaux. Il semble
que Paul d'Égine se soit montré plus hardi que ses
prédécesseurs pour l'extraction. Il conseille de détacher
d'abord la dent de la gencive jusqu'au bord alvéolaire,

de la saisir ensuite avec la rhizagre, de l'ébranler assez
fortement et enfin de l'extraire en la tirant de bas en
haut. Si la dent est cariée, on en remplit la cavité avec
un petit rouleau de charpie, afin qu'elle ne se brise pas
sous l'instrument. Il préconise le limage pour diminuer
les dents trop saillantes ainsi que pour détruire les angles
aigus de celles qui ont été cassées. Paul d'Égine établit
nettement la différence qui existe entre l'épulis, tumé-
faction de la gencive et la parulie, abcès de la gencive. Pour
enlever l'épulis, on la saisit avec des crochets et des pinces
et on la coupe avec le bistouri. Quant à l'abcès de la gencive on le cerne avec l'instrument tranchant, quoiqu'une
simple incision suffise quelquefois à amener la guérison.
Après ces opérations, le malade se rince la bouche avec
du vin et de l'oxycrat et l'on applique des fleurs de cuivre ;
s'il survient un abcès, il faut cautériser. Pour la carie
dentaire, Paul d'Égine accepte la théorie de Galien.

« C'est Paul d'Égine, dit M. René Briau, qui ferme
l'ère de la médecine grecque classique, en la résumant
tout entière d'une manière concise, il est vrai, mais aussi
complète que possible. Après notre auteur, l'école grecque
est finie et la science tombe dans les ténèbres du moyen
âge pour ne plus projeter de lumières que bien des siècles
après, lorsque refleuriront les lettres grecques dans
l'Occident de l'Europe. »

La plupart des médecins que nous venons de passer
en revue ne parlent pas de la prothèse dentaire. Cependant les Grecs la connaissaient. Ils avaient d'ailleurs
un trop grand souci de l'esthétique pour accepter, sans
rémission, la perte du plus bel ornement du visage. La

littérature et les tombeaux nous fournissent à ce sujet de précieux documents. Nous avons vu qu'Hippocrate recommande de fixer avec un fil d'or les dents devenues branlantes, soit par traumatisme, soit spontanément. Cette opération était devenue de pratique courante. Lucien (125-192 ap. J.-C.), qui fut contemporain de Galien, la signale en ces termes dans *le Maître de rhétorique :* « Peu après, je devins l'amant d'une femme âgée et je vécus assez grassement à ses dépens, en feignant d'être amoureux de cette beauté septuagénaire à laquelle il ne restait plus que quatre dents attachées avec un fil d'or. La pauvreté m'obligeait de subir ce rude travail et me faisait trouver délicieux ces baisers froids cueillis sur le bord d'un cercueil. »

Tischbein, peintre d'histoire allemand, parle avec admiration, dans son ouvrage *Peintures de vases* (t. I, p. 63), de la trouvaille faite dans un tombeau grec de date très ancienne. Il s'agit d'une pièce prothétique composée de sept dents réunies par un fil d'or. On devine aisément avec quel soin il a fallu préparer la bouche pour y adapter un semblable appareil.

Le Dr Deneffe[1] donne la description d'un appareil trouvé dans un tombeau à Tanagra, aujourd'hui Scamino, ancienne ville de Béotie. Cette pièce dentaire est constituée par une bandelette d'un or très pur, très malléable, mesurant environ cinq millimètres de hauteur et qui se replie sur elle-même pour former un anneau elliptique. Elle devait fixer deux incisives vacil-

---

1. Dr Deneffe, *la Prothèse dentaire dans l'antiquité*, p. 26.

lantes médianes, en les serrant entre ses deux lamelles
qui prenaient leur point d'appui sur les deux incisives
externes bien fermes. Les quatre dents incisives étaient
donc enserrées entre les deux lamelles d'or qui tapissaient
leur base en avant et en arrière. C'était un appareil de
contention. On croit que cette pièce prothétique date du
ive siècle avant notre ère.

Il convient de citer encore, à cause des relations si
étroites qu'avaient les Grecs avec les Phéniciens, la
découverte faite en 1861 par le Dr Gaillardot dans une
nécropole de Saïda, ville de Syrie. Voici la description qu'en a donnée Renan[1] : « C'est une portion de
mâchoire supérieure de femme présentant les deux
canines et les quatre incisives réunies par un fil d'or.
Deux de ces incisives paraissent avoir appartenu à
un autre sujet et avoir été placées là pour remplacer
celles qui manquaient. » Cette pièce curieuse, qui
remonte au ve siècle av. J.-C., se trouve au musée du
Louvre dans la section des antiquités asiatiques. Le den-
tier seul existe, la mâchoire a disparu complètement.

Cette rapide étude montre le soin qu'ont apporté les
médecins grecs dans l'étude des maladies de la bouche
et des dents. Ils ont nettement établi les variétés des
dents et déterminé le rôle physiologique de chacune
d'elles. Ils savent que les dents sont ouvertes à leurs
racines et qu'elles reçoivent par ces ouvertures des
vaisseaux et des nerfs; qu'elles sont très sensibles au
froid, qu'elles peuvent subir des altérations ulcéreuses.

1. Renan, *Mission de Phénicie*, p. 472.

(carie) et devenir branlantes, surtout avec l'âge. Ils ont constaté que leur éruption et particulièrement celle de la dent de sagesse s'accompagne parfois de phénomènes pathologiques graves, même à distance. Ils ont des notions précises sur les maladies des gencives et des maxillaires. Leur thérapeutique, à vrai dire, est assez incertaine et parfois un peu mystique, mais, à côté d'erreurs grossières qui sont la marque du temps, on trouve souvent des conseils d'une extrême justesse. Quant à la prothèse, les documents que nous possé-

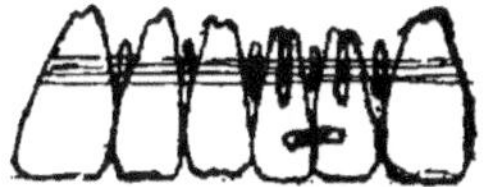

Appareil dessiné d'après l'ouvrage de Renan : *Mission de Phénicie*

dons nous permettent de conclure qu'elle fut cultivée avec le plus grand soin dans l'antiquité grecque.

Sans doute, le chemin à parcourir pour approcher de la perfection est encore considérable : ce sera l'œuvre du temps. « D'ailleurs, a dit La Harpe, il n'existe aucun art qui n'ait été développé par degrés ; tous ne se sont perfectionnés qu'avec le temps. Un homme a ajouté aux travaux d'un homme, un siècle a ajouté aux lumières d'un siècle, et c'est ainsi qu'en perpétuant leurs efforts, les générations qui se reproduisent sans cesse ont balancé la faiblesse de notre nature, et que l'homme qui n'a qu'un moment d'existence a prolongé dans l'étendue des siècles la chaîne de ses connaissances et de ses travaux. »

Imp. Jouve et Cⁱᵉ, 15, rue Racine, Paris

www.ingramcontent.com/pod-product-compliance
Lightning Source LLC
LaVergne TN
LVHW020458060726
842525LV00005B/1782